Dr Henri BERTHAUD
Licencié ès-lettres (Histoire)

Les Médecins et Chirurgiens des rois capétiens du XIe au XIIIe siècles

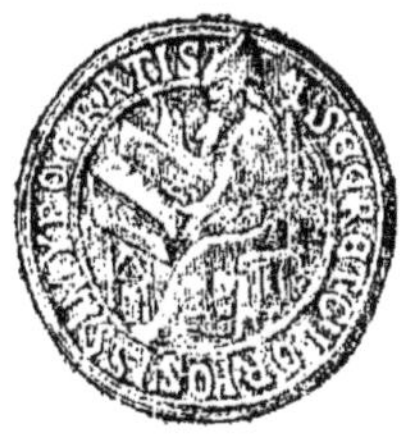

EXTRAIT DU BULLETIN

DE LA

Société française d'Histoire de la Médecine

(1907)

Dr Henri BERTHAUD
Licencié ès-lettres (Histoire)

Les Médecins et Chirurgiens des rois capétiens du XIe au XIIIe siècle

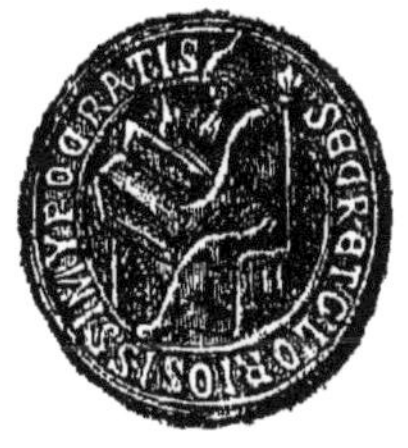

EXTRAIT DU BULLETIN
DE LA
Société française d'Histoire de la Médecine
(1907)

Les médecins et chirurgiens des rois capétiens du XIe au XIIIe siècle [a].

Les médecins attachés à la personne des rois Capétiens portèrent dès l'origine du Moyen-Age le titre d'Archiâtres. Les historiens ne sont pas d'accord sur le vrai sens de ce mot. Certains pensent qu'il désignait le prince des médecins du roi, d'autres qu'il signifiait médecin pensionné ; ce que l'on sait avec certitude, c'est que ce titre était déjà appliqué aux médecins des empereurs sous le Bas-Empire et que le premier d'entre eux s'appelait alors le *comes archiatrorum* (1). Grégoire de Tours appelle « archiâtres »,Réoval, médecin de Radegonde, femme de Clotaire ; Armentarius, qui tâta le pouls à Sigebert, roi d'Austrasie ; Maribif, médecin de Chilpéric Ier, et il appelle aussi ce dernier premier médecin, *primus medicorum* (2). Plus tard, les archiâtres seront aussi désignés sous le nom de physiciens du Roi, car au Moyen-Age la médecine

---

(a) Extrait du *Bulletin de la Société française d'Histoire de la Médecine*, 1907.

(1) Périlhes, *Histoire de la chirurgie*, t. II, p. 705.

(2) *Grég. de Tours*, Société de l'Histoire de France, l. V, ch. xxxv, et l. X, ch. xx.

faisait partie de la physique (3) ou tout simplement de médecins du Roi, *medici Regis*, *physici principis*.

Ces archiâtres ou physiciens royaux occupent à la cour une situation considérée. Ils font partie des Palatini, des Commensaux du Roi ; ils ont Bouche à cour et Robe de Livrée ; ils ont des privilèges honorifiques et la préséance sur beaucoup d'officiers de la maison royale. Tous, ils peuvent approcher de plus près, plus souvent et comme ils veulent la personne du prince. Ils sont exemptés des impôts et des charges publiques ; ils sont sous la sauvegarde royale, c'est-à-dire que le roi nomme des juges particuliers pour juger leurs causes (4).

Chez les Romains, les Archiâtres du palais nommaient eux-mêmes les médecins qui devaient succéder à ceux d'entre eux venant à manquer, et la nomination était confirmée par le Prince (5). Rien ne prouve que cette coutume se soit continuée au moyen âge, car comme à diverses époques, on voit à la cour des médecins étrangers, on peut supposer que c'était plutôt la célébrité des praticiens qui les faisait appeler auprès des princes Capétiens.

On ignore quels appointements les archiâtres recevaient en récompense de leurs services. « Leurs gages n'étaient réputés autrefois que pour leurs menus entretiens, ayant chez le Roi leur vivre et leur vêtement (6). » Ce qui nous reste de la comptabilité royale à cette époque ne nous a laissé que peu de renseignements à ce sujet. Quelques comptes de la maison du Roi au XIIIe siècle, ou des documents comme les tablettes de cire de Jean Sarrasin n'indiquent que certaines indem-

(3) *Hist. Littér.*, IX, 191.
(4) Verdier, *Jurisprudence médicale*, t. II, p. 10.
(5) *Id.* *id.* p. 37.
(6) *Id.* *id.* p. 12.

nités données aux physiciens pour la robe ou l'éclairage.

La plupart des archiâtres des princes capétiens furent revêtus du caractère sacerdotal. Il n'y avait en effet au moyen âge que les clercs et les moines presque seuls qui professassent la médecine, à l'exception toutefois de quelques juifs qui y étaient ordinairement très habiles, comme Sedecius, médecin de Charles le Chauve, ou Farragus, médecin de Charlemagne (7). C'est que l'Église ayant à cette époque le monopole de l'instruction, on ne trouvait que dans les grandes bibliothèques des monastères les quelques ouvrages médicaux que l'on possédait alors, venant des Grecs et traduits en latin : la clinique d'Hippocrate, la botanique de Dioscoride, la pathogénie philosophique de Soranus et de Galien (8). Plusieurs conciles généraux à Reims (1131), Latran (1139), Tours (1163), défendirent aux moines et aux chanoines réguliers l'étude et l'exercice de la médecine, car, ne possédant en fait de pratique médicale que les quelques notions apprises dans les ouvrages, ils sortaient de leurs cloîtres, parcouraient les villes et les campagnes, et attiraient souvent une nombreuse clientèle par laquelle ils se faisaient largement payer de leurs soins (9). Les études médicales faites dans un esprit seulement scientifique demeurèrent cependant permises et c'est parmi les clercs que furent toujours choisis les physiciens royaux. Dans les cartulaires du Moyen-Age, on les voit tous revêtus de dignités ecclésiastiques, et surtout de celle de chanoines des grandes cathédrales.

Jusqu'au XIe siècle, les médecins exercèrent en même temps les fonctions de chirurgiens. « Anciennement,

---

(7) Chaumel, *Essai historique sur la médecine en France.* — Préface.

(8) Brachet, *Pathologie mentale des Rois de France*, p. 118.

(9) *Hist. Litt.*, IX, 194.

dit Pasquier (10), la profession du médecin gisait en l'exercice de trois points : Au conseil selon les préceptes de l'art pour les maladies intérieures du corps humain, au razouer et oignements pour les extérieures, et finalement en la confection des potions et médicaments. Je veux dire qu'il estoit médecin, cirurgien et apoticaire tout ensemble. » C'est seulement vers la fin de ce siècle que les deux professions de médecin et de chirurgien furent distinctes l'une de l'autre, comme l'indique Guillaume le Breton, lorsqu'il dit au sujet de la blessure mortelle reçue par le roi Richard, au siège de Chalus en 1199, que les chirurgiens élargissent la plaie pour en tirer le fer, tandis que les médecins appliquent les pansements :

Interea Regem circumstant undique mixtim,
Apponunt medici fomenta secantque cirurgi
Vulnus, ut inde trahant ferrum leviore periclo (11).

Les physiciens royaux durent donc eux aussi remplir en même temps les fonctions de chirurgien. Mais la plupart d'entre eux, en raison de leur qualité sacerdotale, eurent certainement de la répugnance à répandre le sang. « Ecclesia abhorret a sanguine. » C'est pourquoi, après le concile de Latran, qui interdit en 1215 à tout prêtre, diacre ou sous-diacre de faire les opérations de chirurgie qui engagent à appliquer le fer et le feu (12), les physiciens clercs confièrent aux laïques la partie manuelle ou opératoire de l'art. Et c'est seulement sous le règne de saint Louis que l'on verra à la cour les premiers chirurgiens portant effectivement ce titre, et non revêtus du caractère sacerdotal.

---

(10) Pasquier : *Recherches de la France*, liv. IX, chap. XXX, p. 866.

(11) *Id.*, p. 869.

(12) *Hist. litt.*, IX, p. 192.

C'est vers la fin du XIIe siècle que l'on commence aussi à distinguer les apothicaires des médecins. Ce furent encore les clercs qui remplirent d'abord ces fonctions à la cour, et elles pouvaient conduire aux plus hautes dignités. Ainsi Richard, apothicaire de Henri II, roi d'Angleterre, mourut évêque de Londres en 1198 (13).

Y eut-il en même temps, dès le début du Moyen-Age, plusieurs archiâtres à la cour capétienne pour veiller sur la santé royale? Certains historiens affirment que jusqu'au XIVe siècle il n'y eut auprès du roi qu'un seul médecin. « Il ne faut pas croire, dit Guyot (14), qu'il y ait eu dès l'origine plusieurs médecins du roi, parmi lesquels on en distinguait un sous le titre de premier médecin. La place de médecin du roi était unique dans son origine. » Il est bien certain cependant que les historiens du Moyen-Age, parlant en divers passages des maladies des rois Capétiens, mentionnent en ces circonstances « les médecins du roi ». Mais on peut affirmer que s'il y eut certainement à la cour et dès l'origine, plusieurs archiâtres, ils ne furent pas tous au même niveau dans la confiance du monarque, et ce sont seulement les noms des plus considérés en raison de leur science et de leur habileté que les historiens et les documents du Moyen-Age nous ont conservés.

Henri Ier

Guillaume de Jumièges, racontant la mort de Henri Ier, appelle le médecin de ce prince, Jean de Chartres, *Medicorum peritissimus*. Ce Jean de Char-

(13) *Hist. litt.*, IX, p. 194.

(14) Guyot, *Traité de droits, fonctions, franchises, exemptions, prérogatives et privilèges annexés à chaque dignité, chaque office et chaque état soit civil, soit militaire, soit ecclésiastique*, t. I, p. 536.

tres fut surnommé le Sourd à la suite de la mort de son royal client, parce que, pendant la maladie du roi, il lui donna une potion, et ne sut pas l'empêcher de commettre ensuite une imprudence qui devait lui être fatale : « *Qui postquam regnum Galliæ fere XXV annis rexit, causa corporeæ salutis a Joanne Medicorum peritissimo potionem accepit : sed veneno nimiam sitim inserente, jussum Archiatri sprevit, et a cubiculario potum accipiens, dum medicus abesset, ante purgationem bibit. Unde nimis infirmatus, eodem die, post perceptionem sacrae Eucharistiæ obiit* » (15). Orderic Vital dit de même à propos de cet accident : « *Anno ab incarnatione Domini MLIX, Henricus rex Francorum, post multas probitates quibus in regno gloriose viguit, potionem a Joanne Medico Carnotensi, qui ex eventu surdus cognominabatur, spe longioris et sanioris vitæ accepit. Sed quia voto suo magis quam præcepto archiatri obsecundavit, et aquam, dum veneno rimante interiora nimis angeretur, clam a cubiculario sitiens poposcit, medicoque ignorante, ante purgationem bibit : proh dolor ! in crastinum, cum magno multorum mœrore obiit* »(16). Littré, discutant la pathogénie de ce fait particulier, se demande comment un purgatif étant ingéré dans l'estomac, de l'eau bue avant l'évacuation, put ainsi déterminer la mort, et il ajoute au sujet de Jean le Sourd : « Voilà une purgation de précaution qui tourne d'une manière bien funeste. Et voilà un archiâtre qui s'absente bien mal à propos. Ce Jean de Chartres fut, dit l'annaliste, surnommé le sourd d'après l'événement, sans doute parce qu'il n'entendit pas les plaintes de son royal patient et

(15) Guillaume de Jumièges, *Hist. Normanorum*, H. F. XI, 48.

(16) Orderic Vital, *Hist. eccles.*, *Soc. de l'Hist. de France*, t. II, p. 79.

qu'il ne vint pas à son secours. Le roi boit secrètement, à l'insu de son médecin, de l'eau que lui donne son chambellan. Cette infraction, dans l'opinion de l'annaliste, met complètement à couvert la responsabilité de l'archiâtre, mais il est probable qu'il ne l'a pas inventée, et que l'archiâtre la mit en avant aussitôt qu'il vit les accidents mortels se déclarer (17). »

Louis VI

Orderic Vital rapporte une consultation des médecins de la cour lors d'une maladie grave que fit en 1101 Louis le Gros, alors héritier royal. « La belle-mère du prince fit venir des magiciens, les sollicita par les plus grandes promesses et fit prendre un poison à son beau-fils pour le faire mourir. Le jeune prince dut s'aliter et, pendant quelques jours, il ne put ni manger ni dormir. Tous les archiâtres avouaient leur impuissance devant le mal, quand un homme à la longue chevelure vint de Barbarie et essaya son habileté médicale sur le prince qu'on croyait perdu. Par la volonté de Dieu, et à la grande jalousie des médecins présents (*indigenis medicis*), il réussit. L'héritier du trône entra ensuite en convalescence, mais pendant toute sa vie, il demeura pâle (18). » Cette anecdote nous apprend qu'en 1101 il y avait plusieurs médecins chargés de la santé royale, mais l'historien ne donne pas d'autres renseignements sur ce médecin hirsute qui sauva les jours de Louis le Gros. Le seul des archiâtres de ce monarque dont l'histoire nous ait conservé le nom est Obizon.

---

(17) Littré, *Médecine et Médecins*, p. 474.
(18) Orderic Vital, *loc. cit.*, t. IV, 196.

Deux chartes, datées l'une de 1128, l'autre de 1136, indiquent qu'il jouissait à la cour d'une grande faveur puisque non seulement le roi lui donna des marques de cette faveur par des présents en terres et en vignobles, mais qu'il intervint encore dans ses affaires particulières. — « Paris 1128 : Le médecin royal Obizon et sa femme Adelaïde la Gente sont séparés par sentence prononcée devant le roi et la reine dans la maison de Jean de la Barre (19). » — La réconciliation se fit quelque temps après entre les deux époux comme le confirme l'autre charte de 1136 : « Paris août : En présence et avec l'assentiment de son fils Louis et de la reine Adelaïde, Louis VI concède au médecin Obizon les vignes de Barthélemi de Montreuil, à condition que Gente, femme du dit Obizon, en jouisse pendant sa vie (20). »

Mais de plus amples renseignements sur le premier médecin de Louis le Gros nous sont donnés par le manuscrit de Jean de Toulouse : « Annales de l'Eglise abbatiale de Saint-Victor (21). » En 1137, Louis VI mourait de la dysenterie rebelle dont il eut à souffrir toute sa vie, et contre laquelle, dit Suger, ses médecins furent impuissants « malgré leurs potions si repoussantes et leurs poudres si amères, qu'il fallait pour se soumettre à ce régime un courage surhumain » (22). Deux ans après la mort du roi, en 1139, Obizon, souffrant alors d'une maladie grave sur la nature de laquelle l'historien ne s'explique pas, se retira à l'abbaye de Saint-Victor, où il fit profession de foi religieuse. « Joignant la piété à sa grande habileté dans l'art de la Médecine, considéré comme un véritable sauveur,

(19) Luchaire, *Annales du règne de Louis le Gros*, n° 430.
(20) *Id.* n° 573.
(21) Bibl. Nat., in-fol. Lat. 14679.
(22) Suger, *Société de l'histoire de France*, p. 142.

(*tanquam sospitator*), non seulement dans la ville royale, mais encore dans toute la France, de la plus entière probité, il observait dans ces temps troublés du douzième siècle la plus grande intégrité de mœurs et ne trouvait de plaisirs que dans un constant et ferme dévouement de soi-même. Il était déjà chanoine de Paris, mais il choisit pour lieu de sa retraite l'abbaye de Saint-Victor, et son nom fut inscrit sur notre livre canonial (23). »

Obizon mourut un 19 février (le XI des calendes de mars), mais sans qu'on sache en quelle année. Tous les ans, par la suite, on célébrait en sa mémoire un service anniversaire dans la chapelle de l'abbaye. On en célébrait aussi un autre à la mémoire de sa femme Gente, qui mourut un 11 décembre (*decembris tertius idus*). Il avait laissé à cette intention, par testament, aux chanoines de Saint-Victor : deux exemplaires annotés et richement ornés de l'ancien et du nouveau Testament ; cent livres tournois; une maison sise à Paris devant l'Eglise Saint-Christophe avec les terrains y attenant, et neuf arpents de vignobles (24). La maison et les terrains de Paris furent par la suite une cause de litige entre les chanoines de la cathédrale de Paris et ceux de Saint-Victor, mais la question fut réglée à la satisfaction de ces derniers (25).

Obizon fut enterré sous le cloître de l'abbaye, non loin du réfectoire et de la cloche qui appelait les moines à la prière. Sur sa tombe fut gravée une épitaphe en distiques latins que l'on pouvait y lire encore à la veille de la révolution (26).

---

(23) Jean de Toulouse, *loc. cit.*

(24) Molinier et Longnon : *Obituaire de la province de Sens*, Diocèse de Paris, t. I, p. 543.

(25) Jean de Toulouse, *loc. cit.*

(26) Naudée, *De antiquitate scholæ medicæ Parisiensis*, p. 33.

Respice qui transis et quid sis disce vel unde,
Quod fuimus, nunc es, quod sumus illud eris.
Pauper canonicus de divite factus, Obizo.
Huic dedit ecclesia plurima, seque Deo.
Summus erat medicus, mors sola triumphat in illo.
Cujus adhuc legem nemo carere potest.
Non potuit medicus sibimet conferre salutem
Cui igitur medico, sit medicina Deus (27).

Louis VII

Lorsque les archiâtres du Roi se trouvaient en présence d'un cas pathologique embarrassant, ils faisaient venir à la cour, en consultation, des médecins célèbres pour discuter avec eux le diagnostic de la maladie du monarque. C'est ce que confirme une anecdote rapportée par Giraud de Barri sur une maladie que fit Louis VII à Orléans (28). « Après deux mois d'expédition en Bourgogne, le roi, de retour à Orléans, y est atteint d'une maladie grave et presque désespérée. Les médecins, tant les siens propres que ceux qui mandés accourent en toute hâte de tous côtés, discutent subtilement (*subtilius*) sur les causes de cette maladie. Ils arrivent enfin à se mettre d'accord pour déclarer que cet accident est dû à la trop longue continence du roi. Et ils lui proposent alors un remède que Louis VII rejette en disant que s'il n'y a que ce moyen de lui rendre la santé, il préfère mourir chaste plutôt que de vivre en commettant un adultère. »

Du reste Louis le Jeune, fréquemment malade, eut à faire toute sa vie avec la médecine et les médecins.

---

(27) Jean de Toulouse, *loc. cit.*
(28) Giraud de Barri, *De Instructione Principis*, in Brachet, *loc. cit.*, p. 227.

Il se droguait et se faisait envoyer des médicaments des pays étrangers. « Bertrand de Saint-Côme, abbé de Saint-Gilles, envoya à Louis VII des drogues venues du Levant, pour lui marquer son respectueux attachement. Jacques Cardinal, diacre, lui envoya les sucreries qu'il lui avait demandées contre la chaleur du foie, scavoir des tablettes de roses vieilles et d'autres de violettes (29). » Et cependant les historiens de l'époque sont peu prolixes de documents sur ses médecins. Les seuls dont les noms nous aient été conservés sont Pierre Lombard et Caïus Clodius Cervianus.

Cervianus fut médecin, non de Louis VII, mais de la reine Eléonore. Provençal de sa naissance, il est connu dans la littérature du moyen âge par plusieurs ouvrages : un éloge de l'Astronomie, un autre de la géographie et un commentaire sur la peste (30).

Pierre Lombard, qui n'a de commun que le nom avec l'évêque de Paris, le Maître des Sentences, nous est connu par l'obituaire de la cathédrale de Chartres. Il mourut un 19 janvier, sans qu'on sache en quelle année. « XIII *Kalendas februarii. Obiit Magister Petrus Lombardus, physicus domini regis et canonicus subdiaconus hujus ecclesiæ; qui reliquit ecclesiæ carnotensi pro anniversario suo annuatim in eadem ecclesia celebrando, sexaginta quinque libras carnotenses; de quibus executores ejus emerunt tres trituratores in granchia de Fonte Guidonis (pro quibus habemus medietatem fouragii dicti loci et des rotis), cum pertinentiis suis : qui denarii distribuuntur canonicis carnotensibus qui anniversario dicti magistri Peter presentes intererunt* (31) ». Il ne fut pas l'élève de Fulbert de

(29) Lebeuf, *Dissertation sur l'Histoire de Paris*, t. II, p. 196.
(30) *Hist. Litt.*, IX, 193.
(31) De Lépinois et Merlet, *Cartulaire de N.-D. de Chartres*, t. III, p. 25.

Chartres, comme l'affirment certains historiens (32), puisque Fulbert mourut vers 1029, c'est-à-dire plus d'un siècle auparavant, mais il est très vraisemblable qu'il étudia la médecine à Chartres, à cette époque où les écoles de cette ville sont, sous Yves de Chartres, à l'apogée de leur célébrité (33).

Philippe-Auguste

Gilles de Corbeil, le plus célèbre des médecins de Philippe-Auguste, est un des rares médecins des rois qui, au Moyen-Age, enrichirent de leurs œuvres la littérature médicale. On croit qu'il est né à Corbeil, car la plupart des manuscrits de ses ouvrages lui donnent le surnom de Corbuliensis. Elevé à Paris, où il cultiva surtout les belles-lettres, il alla étudier ensuite la médecine à l'école de Salerne, comme il le dit lui-même dans ses ouvrages, et y eut pour principal maître un certain Romoald qui devint plus tard médecin du pape Clément III (34).

Astruc affirme qu'il enseigna la médecine à Montpellier où il aurait réuni un grand nombre d'élèves, leur enseignant en même temps les sciences médicales et les arts libéraux (35); il semblerait cependant qu'il ne reçut pas toujours dans cette ville un accueil très enthousiaste suivant la mention d'un critique de son poème *De Urinis* (36). Il est bien certain au contraire qu'il enseigna à Paris, car dans l'un de ses poèmes il

(32) A. Chéreau, *Union médicale*, 1863, XVIII, p. 565.
(33) Clerval, *Les Ecoles de Chartres au Moyen-Age*, p. 129.
(34) Vieillard, *Les Médecins Urologues au Moyen-Age*. p. 215.
(35) Astruc, *Mémoires pour servir à l'histoire de la faculté de Montpellier*. p. 142.
(36) *Bibl. de l'Arsenal*. — Ms. nº 1024.

fait l'éloge de cette Faculté de Paris où, dit-il, la médecine a établi son siège et où l'on cultive avec ardeur la logique, l'art, la raison.

Ipsa novo faveat operi, nec Parisiacas.
Aestimet in dignum Physicam resonare camenas ;
Nam logices ubi fons scaturit, ubi plenius artis
Excolitur ratio, sibi Physica figere sedem
Gaudet, et ancillis non dedignatur adesse (37).

A cette même époque, il s'adonne aussi à l'étude de la théologie et devient chanoine de la cathédrale, et c'est alors seulement qu'il est fait mention de lui comme archiâtre de Philippe-Auguste (38). On ignore à quelle date précise et combien de temps il exerça cette fonction, mais ce qu'on sait avec certitude, c'est qu'il florissait vers la fin du douzième siècle. Gilles de Paris en fait mention dans son poème du Carolinus composé en 1198 et le met au nombre des savants dont se glorifiait la ville de Paris :

….. *Hic alius nostræ non indecor urbi*
Nominis ille mei celeberrimus arte medendi (39).

Sous le règne de Philippe-Auguste, l'école de Salerne est déjà sur son déclin. Les grands médecins sortiront surtout désormais des facultés de Paris et de Montpellier, dont la renommée commence à s'étendre dans toute l'Europe (40). Mais les traditions de la célèbre faculté napolitaine vont se poursuivre quelque temps encore dans l'enseignement médical, et Gilles de Corbeil, qui était sorti de cette école, en subit particulièrement l'influence. Il dit lui-même lui devoir beau-

---

(37) Choulant, *Œuvres de Gilles de Corbeil*, liv. I, v. 140 et suiv.
(38) *Hist. Litt*, XVI, 507.
(39) Gilles de Paris, *Carolinus*. II. F. XVII.
(40) *Hist. Litt.*, XVI, 97.

coup de préceptes de thérapeutique ; il les avait recueillis dans des manuscrits apportés à Paris par Robert de Sicile, duc de Normandie, et qu'il reçut d'un certain Musaudinus, célèbre médecin du douzième siècle. Mais ce qu'il emprunta surtout à l'école de Salerne, ce fut la manière d'écrire en vers ses ouvrages de médecine; il suivit en cela l'exemple de Jean de Milan dont le traité d'Hygiène (*Medicina Salernitana*), composé en vers, était alors très répandu (41).

Les poèmes médicaux de Gilles de Corbeil sont au nombre de cinq. Deux traités, l'un : *De Pulsibus*, en 380 vers hexamètres, l'autre : *De Urinis*, en 346 vers, sont cités l'un après l'autre dans les divers manuscrits de ses ouvrages (42). Les vers, assemblés par groupes de 5 ou 6, sont accompagnés de nombreux et longs commentaires très pénibles à déchiffrer. Un autre poème renfermant 4.562 vers et intitulé : *De virtutibus et laudibus compositorum medicaminum*, propriétés et vertus d'un certain nombre de médicaments, est adressé à Romoald, son ancien maître (43). Il y détaille tous les salutaires effets que produisent ou doivent produire les onguents, baumes et antidotes, puis il y entremêle des pensées morales. Si les médecins profitent des largesses des riches, ils doivent les employer à soulager les pauvres, et quand ils sont appelés dans les asiles de l'indigence, qu'ils répandent à la fois les bienfaits de leur art et ceux d'une compatissante libéralité; c'est là, dit-il, le plus légitime et le plus doux fruit de la médecine :

Ægris pauperibus et munimenta medendi,
Largius impendas et subsidiaria vitæ.

(41) Hazon, *Eloge historique de la Faculté de médecine de Paris*, p. 8.

(42) Bibl. Nat. ; Ms. lat. 6882 A. 6988, 8093.

(43) Hazon, *loc. cit.*, p. 9.

Dona pluas miseris, qui justior est medicinæ
Fructus et uberior (44).

Il se plaint aussi de ce que l'on confère, même à Salerne, le grade de maître à des enfants qui mériteraient encore le fouet et qui feraient mieux de se suspendre à la bouche de leurs vieux maîtres que d'aspirer avant l'âge aux honneurs de la chaire doctorale.

. . . .
Nondum maturas medicorum surgere plantas,
Impubes pueros Hippocratica tradere jura
Atque Machaonias sancire et fundere leges,
Doctrina quibus esset opus ferulæque flagello,
Et pendere magis vetuli doctoris ab ore,
Quam sibi non dignas cathedræ præsumere laudes (45).

Un autre poème de 471 vers et intitulé : Signes et symptômes des maladies, *De signis et symptomatibus aegritudinum*, ne présente que peu d'intérêt et commence par ce vers :

Aude aliquid, mea musa, novi (46).

Enfin, un dernier poème, parlant de choses tout à fait étrangères à la médecine, a pour titre : *Ierapigra ad purgandos prelatos*, Medecine sacrée à l'usage des prélats. C'est une satire en neuf livres et 5929 vers. Notre physicien royal ne traite pas du reste un tel sujet sans exprimer dans son exorde toute sa crainte de s'attaquer à la puissance religieuse, et il rappelle en même temps ses poèmes et ses études sur la médecine. « Pour moi, dit-il, physicien accoutumé à honorer les muses, moi qui ai cultivé les secrets de la sagesse, interprète de la nature, ignorant des litiges et sans expérience des affaires, j'ai l'audace de porter la faux

(44) *Hist. Litt.*, XVI, 508.
(45) Chaulant, *loc. cit.*, l. III, vers 564 et s.
(46) *Hist. Litt.*, XXI, 840.

dans des moissons qui me sont étrangères ». Puis, dans chacun des chapitres de cette satire, il reproche aux prélats un défaut, leur manque d'éloquence, leur orgueil, leur luxe de la table, leur insatiable avidité (47).

On ignore à quelle date précise mourut Gilles de Corbeil. Riolan dit qu'il se trouvait à la cour de Philippe-Auguste encore en 1220 (48). D'autres auteurs affirment qu'il lui survécut et qu'il ne devint chanoine de Notre-Dame qu'après la mort de ce prince. « C'était dans ces siècles où les médecins étaient clercs la retraite ordinaire non seulement des médecins des princes, mais de presque tous les médecins distingués par leurs talents et leur réputation (49). »

Jean de Saint-Gilles, qui fut aussi médecin de Philippe-Auguste, a joui à son époque d'une certaine célébrité. Il était né en Angleterre auprès du célèbre monastère de Saint-Alban, non loin de Londres, mais on ignore la date de sa naissance. On l'appela encore Jean de Saint-Alban, et aussi Jean de Saint-Quentin, parce qu'il devint plus tard doyen de ce chapitre. Il étudie d'abord les lettres à Oxford et enseigne quelque temps dans cette ville. Il vient ensuite à Paris où il enseigne encore les arts libéraux et où il se fait une grande réputation par les nombreux élèves qu'il réunit autour de lui. C'est à Montpellier qu'il va étudier la médecine, devient professeur dans cette faculté et acquiert une renommée non moins grande que dans ses précédents enseignements. C'est alors qu'il est appelé à la cour comme archiâtre du Roi, mais on ne peut préciser en quelle année (50). Certains historiens (51) indiquent la date

---

(47) *Hist. Litt.*, XXI, 355.

(48) Riolan, *Curieuses recherches sur les escholes en médecine de Paris et de Montpellier*, p. 95.

(49) Hazon, *loc. cit.*, p. 9.

(50) *Hist. Litt.*, XVIII, 444.

(51) Hazon, *loc. cit.*, p. 10.

de 1191, d'autres (52) celle de 1198 ; un troisième (53) la place à la cour de 1209 à 1223 ; du Cange affirme qu'il s'y trouvait en 1215. Comme tous les médecins des rois Capétiens, il avait embrassé l'état ecclésiastique, mais ce ne fut qu'après la mort de Philippe-Auguste que, étant devenu chanoine de l'Eglise de Saint-Quentin, et ayant pris le degré de docteur dans la faculté de théologie, il enseigna publiquement cette science et s'appliqua à la prédication avec autant de succès qu'il en avait eu dans l'enseignement des arts libéraux et de la médecine (54). Il assista donc le Roi dans sa dernière maladie, et comme jadis Jean de Chartres, il ne sut pas l'empêcher de hâter sa fin par un imprudence diététique. « Philippe-Auguste souffrant depuis onze mois d'une infection malarienne avait été saigné après un nouvel accès de fièvre quarte, et d'après le conseil de ses médecins, il devait s'abstenir de ses aliments accoutumés ; mais, se sentant mieux, il n'observa pas la diète qui lui était ordonnée, et il rendit l'esprit à Mantes, la veille des ides de juillet, un samedi dans la 45e année de son règne et la 59e de son âge (55). »

Rien n'indique si Jean de Saint-Gilles demeura encore attaché à la cour sous le règne de Louis VIII, mais en 1228, il renonçait volontairement à tous les avantages de sa profession pour entrer dans l'ordre de Saint-Dominique. Il s'était lié avec les religieux dominicains dès la fondation du nouvel institut et ce fut lui qui leur donna à Paris leur premier monastère. Il avait acheté en 1222 l'Hôpital Saint-Jacques destiné autrefois à loger les pèlerins qui allaient à Saint-Jacques

(52) Astruc, *loc. cit.*, p. 148.
(53) *Hist. Litt.*, XVIII, p. 445.
(54) Astruc, *loc. cit.*, p. 148.
(55) *Chronique anonyme de Tours*, par un Chanoine de Saint-Martin, H. F. XVIII 303 (Brachet).

de Compostelle, mais alors abandonné et à demi ruiné; il le fit reconstruire et le donna aux dominicains qui reçurent par la suite le nom de Jacobins (56). Il allait souvent prêcher rue Saint-Jacques, où les auditeurs se pressaient en foule pour l'entendre. Un jour, après avoir parlé sur le mépris des choses du monde et le bonheur de se consacrer à Dieu dans la retraite, il descend de chaire, va s'agenouiller devant le supérieur et lui demande l'habit de l'ordre, au milieu de l'étonnement et de l'attendrissement des spectateurs. Puis il remonte en chaire et fait un long éloge de l'institut dans lequel il vient d'entrer (57). La même année, il convertissait dans une de ses prédications Alexandre de Halès, qui embrassa aussi l'ordre des Dominicains (58).

Jean de Saint-Gilles enseigna ensuite quelque temps la théologie à Paris puis à Toulouse jusqu'en 1235, et, par son crédit dans l'université, il fit accorder aux Frères Prêcheurs de Paris deux chaires, l'une de Philosophie, l'autre de Théologie (59). C'est après, qu'il quitta la France et passa en Angleterre les dernières années de sa vie. Il mourut à un âge avancé, car il vivait encore en 1253. Cette même année, en effet, il fut appelé auprès de l'évêque de Lincoln, Robert Grosse-Tête, pendant la maladie qui termina les jours de ce prélat. « *Diebus sub iisdem*, écrit Mathieu Paris, *cum dies caniculares suam exercuissent malitiam, episcopus Lincolniensis Robertus apud Buchedonum manerium suum, decubuit graviter infirmatus. Vocavit ad se Joannem de Sancto-Aegidio, in arte peritum medi-*

(56) Touret, *Vies des Hommes illustres de Saint-Dominique*, t. I, p. 138.

(57) Antonius Senonensis : *Chronicon fratrum predicatorum*, t. I, p. 31.

(58) Nicolas Trivet, *Chronique des Rois d'Angleterre*, *Spicilegium de dom d'Achery*, t. VIII, p. 573.

(59) Touret, *loc. cit.*, p. 140.

cinali et in theologia lectorem eleganter eruditum et erudientem ut ab eo corporis et animæ reciperet consolationem (60). »

Jean de Saint-Alban ou de Saint-Gilles a laissé plusieurs écrits dont la liste se compose de six articles dans la notice qu'en donne Echard, écrivain de l'ordre des Frères prêcheurs : 1° des Commentaires sur les quatre livres des Sentences ; — 2° des Opuscules concernant la sagesse divine, la production des choses, la connaissance et la mesure des Anges (*De cognitione et mensura angelorum*), la prédestination et la prescience, le paradis et l'enfer, la résurrection des morts et diverses matières scolastiques ; — 3° des homélies et diverses interprétations morales de l'écriture sainte ; — 4° des commentaires sur des livres d'Aristote, avec des traités sur la matière du ciel, sur l'être et l'essence. Il n'a donné à la littérature médicale que deux ouvrages : « Expériences de médecine et un livre sur la formation du corps », avec des fragments de Prognose et de pratique médicale (*Prognosticæ et Practicæ medicinales*) (61). On ignore quelle pouvait être la valeur littéraire et pratique de ces divers traités, car les manuscrits en sont aujourd'hui perdus.

Plusieurs historiens mentionnent Rigord, moine de l'abbaye de Saint-Denis et historien de Philippe-Auguste, comme ayant été aussi archiâtre de ce prince. Du Cange le cite dans la liste des médecins royaux, mais sous toutes réserves. Dans la préface de son livre : *Gesta Pilippi Augusti*, Rigord écrit en effet : *Hunc librum scripsit magister Rigordus, natione Gothus, professione physicus, regis Francorum chronographus* (62). C'est la place de la ponctuation dans le texte

(60) Astruc, *loc. cit.*, p. 149.

(61) Echard et *Quetif*, *Scriptores fratrum prædicatorum*, t. I, p. 101.

(62) Rigord, *Gesta Philippi Augusti*. Soc. de l'Hist. de France, t. I p. 1.

qui a donné lieu à toute la discussion (63). Si Rigord avait été en même temps médecin de Philippe-Auguste, il n'aurait sans doute pas manqué de s'en faire honneur et de l'indiquer d'une façon précise. En tout cas, aucun autre document de l'époque ne le mentionne comme ayant été archiâtre à la cour.

Enfin, un autre médecin de Philippe-Auguste fut Roger de Fournivalle. Il est mentionné dans l'Obituaire de la cathédrale d'Amiens. On y lit en effet qu'il mourut un 12 juillet, mais on ignore en quelle année. *Obitus Magistri Rogeri de Furnivalle, medici regis illustris Franciæ Philippi Fortunatissimi* (64). Naudée affirme qu'il fut aussi médecin de Louis VIII (65); on peut objecter cependant que, s'il avait été aussi archiâtre de ce prince, l'obituaire de la cathédrale d'Amiens aurait certainement fait mention aussi de ce titre.

Louis VIII

Le nom d'aucun médecin célèbre n'est cité à la cour de Louis VIII par les historiens du moyen âge. Guillaume de Puylaurens, racontant la mort de ce prince à Montpensier à la suite de fièvre dysentérique, fait mention seulement des « médecins du Roi » sans en nommer aucun, en rapportant le moyen thérapeutique dont ils voulurent user pour éteindre son délire. « Le délire aigu se présentant rarement dans la dysenterie pure, les médecins, comme jadis ceux de Louis VII, rapprochèrent ce trouble cérébral de l'excessive continence du Roi. L'indication thérapeutique

(63) *Hist. Litt.*, XVII, p. 6.
(64) Du Cange, *Glossarium*.
(65) G. Naudée, *loc. cit.*, p. 38.

contraria contrariis ressortait ici du diagnostic. Le spécifique prescrit à Louis VIII fut une jeune vierge belle et attrayante. Mais le prince, comme son aïeul, ne voulut pas pécher contre sa conscience ; il respecta la jeune fille et la renvoya en lui donnant une dot pour la marier convenablement (66). »

Saint Louis

Les médecins de saint Louis eurent toujours à lutter contre l'état maladif chronique dont ce prince fut affecté pendant toute son existence. A l'âge de vingt-sept ans, dit Mathieu Paris, le roi paraissait jeune, et il était faible et délicat. Il eut à souffrir toute sa vie de deux maladies chroniques d'origine infectieuse : des manifestations érysipélateuses périodiques du membre inférieur et surtout le paludisme. Il avait contracté cette dernière maladie dans la campagne d'été qu'il fit en 1242 contre les Anglais en Poitou et en Saintonge (67).

Parmi les médecins qui se trouvent dès cette époque auprès du roi, on cite Ernaud de Poitiers. Il fut peu célèbre, car son nom est mentionné seulement à la date de 1235 dans le cartulaire de l'Eglise de Saint-Quentin dont il était chanoine. C'est au sujet d'une transaction concernant l'administration canoniale que l'on peut lire dans le Cartulaire cette seule ligne. « *Magister Ernaudus Pictavinus Domini regis physicus* (68). »

---

(66) Guillaume de Puylaurens, *Historia Albigensium*, *in* Brachet, *loc. cit.*, p. 342.

(67) Brachet, *loc. cit.*, p. 388.

(68) Cl. Hémeré, *Augusta Viromanduorum vindicata et illustrata*, p. 222.

Roger de Provins était aussi archiâtre du roi en 1238. Il jouissait à la cour d'une grande faveur, car saint Louis lui donna un témoignage particulier d'affection. Lors de la translation de la couronne d'épines en cette même année 1238, Louis IX lui donna en effet un petit fragment de la vraie croix avec quelques reliques de saint Jean-Baptiste et de Marie-Madeleine (69). Il est certain qu'il est auprès du roi, dans la maladie que fait le monarque en 1244, au retour de sa campagne en Saintonge contre les Anglais.

« Fu sainz Loïs le douz, le sade,
Dejouste Pontoise malade
A Maubuisson en l'abbaïe,
D'une très cruel maladie,
Très venimeuse et très amère
Que l'en apèle dissintère,
Es livres des phisiciens (70). »

En 1246, Roger de Provins joint à son titre de chanoine de Paris, celui de chanoine et de chancelier de l'église de Saint-Quentin (71). Dans les comptes du Roi de 1256, inscrits sur les tablettes de cire de Jean Sarrasin, il est mentionné : « *Magister Rogerus, Physicus* » au sujet des robes fournies à tous les personnages de la cour. Son nom figure parmi celui des clercs (72). Rien n'indique s'il accompagna ou non saint Louis en Orient. Les historiens ne précisent pas les soins que les médecins du Roi donnèrent au monarque dans les maladies qu'il fit en 1256 à Senlis, en 1259 à Fontainebleau « une mout grant maladie que il ot à Fonteine-Bliaut », en 1260 à Creil (73) ; on peut supposer

(69) Cl. Hémeré, *loc. cit.*, p. 224.
(70) *La Branche des Royaux Linguages*, H. F. XXII, 185, in Brachet, p. 398.
(71) Hémeré, *loc. cit.*, p. 224.
(72) *Tablettes de Jean Sarrasin*, H. F. XXI, 360.
(73) Brachet, *loc. cit.*, p. 399.

néanmoins que Roger de Provins, étant encore à cette époque médecin de la cour, se trouva auprès de Louis IX dans ces diverses circonstances. Il mourut un 30 juillet, jour mentionné dans l'obituaire de l'Eglise de Saint-Quentin et seulement après l'année 1263, car, à cette date, on le voit transiger avec le corps de ville de Saint-Quentin pour quelques biens de chapellenie qu'il possédait encore dans l'Eglise dont il était chanoine ; et dans cette transaction, l'archiâtre royal se qualifie encore de « physicien du Roi (74) ». Il laissa par testament à cette même Eglise de Saint-Quentin 100 livres tournois pour payer les frais d'un service annuel ; il lui donna aussi deux calices en argent doré du poids de 4 marcs, ainsi que les reliques de la couronne d'épines, de saint Jean-Baptiste et de Marie-Madeleine, avec les lettres du roi certifiant leur authenticité (75).

Robert de Douai fut médecin de la Reine Marguerite de Provence, femme de saint Louis. Avant d'être attaché à la cour en qualité d'archiâtre, il fut médecin de Geoffroy de Villehardouin, prince d'Achaïe. C'est ce qu'indique un acte de l'Université de Paris daté de 1260 et dans lequel on peut lire : « *Venerabilis Magister Guerendus canonicus Ambianensis, regens Parisius in theologia, executor testamenti defuncti magistri Roberti de Duaco, quondam clerici illustris principis Acaye* (76) ». En 1245, il devient chanoine de la cathédrale de Paris ; mais l'acte par lequel il fonde une prébende en donnant au chapitre un vignoble qu'il avait acheté à Vitry ne le nomme pas encore comme médecin du roi (77). C'est seulement l'année suivante, en 1246,

(74) Chéreau, *les Médecins de saint Louis, Union Médicale*, 1862, XIV, p. 257.

(75) Héméré, *loc. cit.*, p. 225.

(76) Denifle et Châtelain, *Cartulaire de l'Université de Paris*, t. I, p. 374.

(77) Guérard, *Cartulaire de N.-D. de Paris*, t. II, p. 40.

qu'il est mentionné dans le cartulaire de Saint-Quentin comme chanoine de cette Eglise, chanoine de Senlis et physicien du roi : « *Magister Robertus de Duaco, Physicus Regis, canonicusque Silvanectensis* » (78). Il indique lui-même à la fin de son testament qu'il était médecin de la reine Marguerite de Provence : « *Rogo autem dominam meam Margaritam, illustrem francorum reginam, quatinus dignetur pro salute animæ meæ ad ista omnia exsequenda, confirmanda, consumanda, præfatis executoribus meis præbere consilium et juvamen* (79) ». On ignore s'il fit partie de l'expédition de la septième croisade, et s'il se trouvait auprès de la Reine à Damiette, au moment des couches de cette princesse.

Robert de Douai eut des rapports particuliers avec l'Université de Paris. En 1254, il recevait du pape Innocent IV la mission de régler un litige survenu entre les frères Prêcheurs et l'Université (80). Cette même année, il vendait à un chanoine de Saint-Quentin, Guillaume de Chartres, une maison qu'il possédait auprès du palais des Thermes, et c'est sur cet emplacement que fut plus tard édifiée la Sorbonne (81). Il s'intéressa d'ailleurs personnellement à l'œuvre de Robert de Sorbon dont il était l'ami, et il fut l'un des fondateurs du nouveau collège. « Il laissa par testament 1500 livres parisis et toute sa bibliothèque aux étudiants en théologie et autres écoliers pauvres de la future Sorbonne, et Robert de Sorbon se trouve mentionné parmi ses exécuteurs testamentaires (82). Quant à sa maison des Thermes, qu'il avait vendue à Guillaume de Chartres, elle devint par la suite la pro-

(78) Héméré, *loc. cit.*, p. 324.
(79) Denifle et Châtelain, *loc. cit.*, p. 374.
(80) Denifle et Châtelain, *loc. cit.*, p. 266.
(81) Denifle et Châtelain, *loc. cit.*, p. 270
(82) Denifle et Châtelain, *loc. cit.*, p. 372.

priété de saint Louis, car c'est ce monarque lui-même qui la donna avec l'emplacement à Robert de Sorbon pour son nouvel institut. C'est ce qu'indique une charte datée de 1263. « *Ludovicus IX, rex francorum Roberto de Sorbona, domos quasdam ante palatium Thermarum ad opus pauperum scolarium concedit... Domum nostram quæ quondam fuit magistri de Duaco, sitam ante palatium Thermarum, et etiam omnes domos quas habebamus in vico qui dicitur vicus Lathomorum, hoc salvo quod Ludovicus phisicus domum quam tenet inter domos supradictas habitabit quamdiu vixerit, sine coactione exundi vel etiam dimittendi* (83). » Ce physicien du nom de Louis, qui était, il y a tout lieu de le penser, médecin du Roi, n'est connu que par ce seul document.

Robert de Douai mourut après le 18 mai 1258, date de son testament. Indépendamment de ce qu'il donnait à l'œuvre de Robert de Sorbon, il laissait plusieurs legs à divers autres instituts. L'église de Saint-Quentin reçut aussi 100 livres parisis qui servaient à acheter chaque année 8 mesures de froment pour être distribuées aux pauvres le jour de son anniversaire (84).

A la date de 1249, on peut encore placer à la cour un autre médecin du nom de Germinet, dont il reste un souvenir dans la cathédrale de Langres. « Reliquaire en merveil avec une couronne de même, enrichie de pierreries, où il y a une épine et de l'éponge de Notre-Seigneur. Le précieux reliquaire fut donné par Anselme de Maizières, mari de Bone Germinet, descendu de Nicolas Germinet, Langrois et médecin de saint Louis en 1249. La couronne qui se trouve sur ce reliquaire est à six grands fleurons garnis de pierres

(83) Denifle et Châtelain, *loc. cit.*, p. 434.
(84) Hémeré, *loc. cit.*, p. 225.

qu'on croit avoir été données par un duc de Bourgogne (85). »

Dans une de ses crises de paludisme, et après une attaque de coma dans laquelle on l'avait cru mort, saint Louis « requist que on li donnast la croix, et si fit-on ». Malgré la douleur de sa mère et l'intervention de l'évêque de Paris qui le relevait de son vœu imprudent, il s'embarquait à Aigues-Mortes, malade encore, pour la septième croisade. Paludéen chronique depuis sept années, il est fatalement voué à toutes les maladies infectieuses de l'Orient. A peine a-t-il débarqué à Damiette, qu'il est atteint d'une violente crise de dysenterie (86) : « Sa char estoit pâle et teinte, et avoit flux de ventre trop grief, et estoit si megres que les os de l'eschine de son dos estoient merveilleusement aguez (87). » Après Mansourah, et prisonnier des Musulmans, il souffre lui aussi de la maladie qui fait dans l'armée de nombreuses victimes, le scorbut. « Li roys avoit la maladie de l'ost en la bouche et ès jambes. » — « Si beuviez roys estoit si malade que les denz de bouche, lui hochoient et movoient. » — Saint Louis ne dut son salut qu'au sultan, car celui-ci, pour ne pas perdre la rançon qu'il allait exiger du monarque malade, ordonna à ses médecins de lui donner leurs soins, « parce qu'ils savoient mieux, dit Joinville, guérir telles maladies que nos physiciens (88) ».

On ne sait pas exactement quels furent les médecins du Roi qui l'accompagnèrent en Orient et on ne peut citer avec certitude que deux noms : celui d'une phy-

---

(85) H. Brocard, inventaire des reliques et autres curiosités de l'Eglise cathédrale de Langres. Dressé le 30 août 1768. *Bull. de la Soc. Hist. de Langres*, 1872-80, tome I.

(86) Brachet, *loc. cit.*, p. 397.

(87) *Vie de saint Louis par le confesseur de la Reine Marguerite*, H. F. XX, 104.

(88) Brachet, *loc. cit.*, p. 398.

sicienne, maîtresse Hersend, et celui d'un chirurgien, Pierre de Soissons.

Le nom de cette physicienne qui accompagna le roi à la croisade nous a été conservé par une charte datée de Saint-Jean d'Acre et de 1250. *Ludovicus, Dei gratia francorum rex, universis præsentes litteras inspecturis, salutem. Notum facimus quod nos, magistræ Hersend, phisicæ, pro grato servicio quod nos impendit, dedimus et concessimus quamdiu ipsa vixerit, duodecim denarios parisienses per diem, capiendos postquam a iis marinis partibus in Franciam redierit, in prepositura nostra Senonensi. Unde volumus et præcepimus ut quicumque fuerit prepositus Senonensis pro tempore, præfatæ Hersend dictos duodecim denarios parisienses per diem quamdiu vixerit et postquam in Franciam redierit, ut dictum est, sine difficultate persolvat. Actum Acon, anno Domini MCC quinquagesimo, mense Augusti* (89). Cette charte nous confirme que les facultés de France, continuant en cela la tradition de l'école de Salerne, autorisaient les femmes dès cette époque à exercer la médecine. Il est permis de supposer que, saint Louis ayant ses médecins attitrés, cette physicienne ne fit partie de l'expédition de la septième croisade que pour aider aux couches de la Reine Marguerite de Provence qui, à Damiette, donna le jour à un fils qui reçut le nom de Tristan.

Pierre de Soissons, qui fit aussi partie de la croisade à titre de chirurgien, nous est connu par une autre charte du Roi datée de Jaffa, et de 1252, qui lui accordait comme gratification de ses services une rente de vingt livres. « *Notum facimus apud nos obtentu grati et accepti servitii quod Petrus de Suession, cirurgicus noster nobis impendit, dedimus et concessimus eidem*

(89) Chéreau, *les Médecins de saint Louis, Union médicale*, 1862, XIX, p. 257.

et hæredibus suis, Viginti libras parisienses annui redditus, percipiendas in prepositura nostra Laudinensi. — Actum in castris juxta Joppen anno domini nostri millesimo ducentesimo quingentesimo secundo, mense Augusti (90). » C'est le premier acte relatif à un chirurgien royal.

C'est seulement en effet sous le règne de saint Louis que l'on trouve les premiers chirurgiens attitrés exerçant à la cour. Après la décision du concile de Latran leur défendant l'exercice de la chirurgie, les clercs avaient laissé aux laïques cette partie de l'art médical, mais ils s'appliquèrent à la discréditer autant que possible, et les chirurgiens du Roi occupèrent d'abord à la cour une situation presque inférieure (91). Il est vrai que cette partie des sciences médicales méritait alors en général peu de considération, car ceux qui l'exerçaient dans les villes ignoraient complètement l'anatomie du corps humain, opéraient au hasard, et la sécurité publique n'était encore défendue par aucune loi contre leur ignorance ou leurs entreprises (92). Les médecins les méprisaient et empêchèrent pendant longtemps leur admission dans l'Université. « Leur rendez-vous n'estoit point en leur réception par devant le chancelier de l'Université, ains le Prévost de Paris (93). »

C'est aussi à l'époque de saint Louis que l'on trouve à côté du chirurgien le barbier du roi. Il avait pour fonctions non seulement d'accommoder la barbe et les cheveux du monarque, mais aussi de faire les saignées ordonnées par les médecins. Les barbiers étaient mal vus des chirurgiens, parce que, soutenus par les médecins, « ils enjambèrent en après petit à petit sur l'estat

(90) Arch. Nat., J, 229, pièce 10.
(91) Verdier, *loc. cit.*, p. 22.
(92) Quesnay, *Recherches critiques et historiques sur les divers Etats et les progrès de la chirurgie en France*, p. 44.
(93) Pasquier, *loc cit.*, p. 862.

du cirurgien (94)». Dans un état de la maison de saint Louis de 1261, on peut voir ce que gagnait un barbier de la cour : « Jean, Barbier, 6 deniers par jour (3 frs); pour héberger son valet et son cheval, 3 deniers par jour, une provende d'avoine; la table pour un valet; le fourrage pour un cheval; huit bâtons (pecias) de chandelle; pour la robe 100 sous (95). »

Avec Pierre de Soissons, les autres chirurgiens de saint Louis sont Jean de Bétisy et Pierre de la Broce.

Le nom de Jean de Bétisy figure dans la liste des témoins écrite par le confesseur de la Reine Marguerite en tête de son livre de la Vie de saint Louis : « Mestre Jehan de Betysi de la diocèse de Soissons, cyrurgien Notre-Seigneur le Roi de France, de 68 ans et plus (96). » Après la mort de saint Louis, il reste à la cour comme chirurgien de Philippe le Hardi et de Philippe le Bel, car son nom figure encore dans un compte de la maison du roi pour l'année 1288 (97). Il a une bonne réputation de praticien, car le prieur d'un couvent de Citeau l'appelle en consultation auprès d'un des moines gravement malade. C'était « Frère de Chaalix de l'ordre de Cystiax, à qui une maladie prist en sa tête grant... Et demanda li diz prieur conseil de Phisiciens c'est à savoir de mestre Arnoul, chanoine de Senlis, et de mestre Jehan de Betysi, cirurgien, lesquex firent emplastres que ils mistrent à celle maldie: ne riens ne li valurent ». Le malade guérit en touchant la robe de saint Louis (98).

Pierre de la Broce, dont la fortune devait s'élever si haut, naquit à Bray, en Indre-et-Loire, où son père, ser-

(94) Pasquier, *loc. cit.*, p. 862.
(95) Chereau, *loc. cit.*, p. 305.
(96) Confesseur de la Reine, H. F. XX, 63.
(97) Chéreau, *loc. cit.*, p. 305.
(98) Douzième Miracle de saint Louis. Guill. de Chartres, H. F. XXI, 135.

gent du roi, était devenu petit propriétaire (99). Il réussit à s'introduire à la cour où, en 1261, il était chirurgien-barbier du roi. « Ordonnance de la maison et de la famille du Roi, faite en l'année 1261, mois d'août. — Pierre de la Broce, chirurgien et valet de chambre et Guillaume de Saltu, deux sous (12 fr.) par jour, « in curiâ et extra (que le roi soit au palais ou non); 2 provendes d'avoine, la table pour deux valets; pour la robe, 100 sous (600 fr.); *de candelà unam torchiam per 1 et 8 pecias candelæ minutæ* ; du fourrage pour deux chevaux. — De même, Pierre de la Broce, à titre de gratification pour la chambre et l'éclairage, 6 deniers par jour, quand le roi sera au palais (100). » En 1266, il a déjà gagné la faveur de saint Louis, et il est élevé à la dignité de chambellan, parce qu'il avait soigné le roi pour son eczéma récidivant de la jambe. « Pour une maladie que li rois Loys avait eut en sa gambe, estoit cil Pieres venus en la court (101). » Après la campagne de Tunis, il devient le confident et le favori de Philippe III, dont il fera ce qu'il voudra. « Quant il vint à la court le roy Loys, il estoit un poure cyrurgien, et estoit né en Touraine. Si monta tant en haut que le roi Philippe en fist son chambellenc, et qu'il ne faisoit rien fors par son conseil. Ne les barons, ne les prelaz ne faisoient rien à court, s'ils ne lui faisoient grans presens et grans dons (102). »

Il est bien certain qu'il ne continua pas à remplir auprès de Philippe le Hardi son ancien métier de chirurgien, tout occupé qu'il était de spéculer sur sa faveur auprès du roi, pour acquérir aux dépens de la noblesse des biens considérables. Mais les nobles ourdirent bientôt un complot contre lui. Il commença à bais-

(99) Guillaume de Nangis, H. F. XX, 494.
(100) Chéreau, *loc. cit.*, p. 305.
(101) *Chronique de B. d'Avesnes*, H. F. XXI, 180.
(102) Guillaume de Nangis, H. F. XX, 495.

ser dans la faveur du roi, quand il lui insinua, après la mort de son fils aîné, que c'était la reine, Marie de Brabant, qui l'avait empoisonné. Il fut ensuite accusé par le frère même du Roi d'avoir trahi les secrets de l'Etat au profit du roi de Castille, avec lequel Philippe le Hardi était alors en guerre. Le favori, arrêté à Vincennes, fut jugé et pendu à Montfaucon au gibet des larrons, le 30 juin 1278. Beaucoup de nobles, et parmi eux le duc de Bourgogne, le duc de Brabant, le comte d'Artois et plus de dix autres barons le « convoyèrent » solennellement jusqu'au lieu du supplice, et ils ne s'en voulurent « mouvoir » avant qu'il eût expiré (103).

Après 1256, on trouve aussi à la cour de saint Louis un médecin italien, Alebrand de Florence. Il est mentionné dans un manuscrit du XIIIe siècle, comme ayant été médecin de la comtesse de Provence, mère de la reine Marguerite, mais il exerçait aussi en même temps en Italie. « Au commencement de cheliure, si dirons pourcoi il fu fais à le requeste le contesse de Prouvenche, Ki est mère le roine de France, le roine d'Engletierre, et le roine de Alemaigne, et la contesse d'Angou. Et si le fist maistres Alebrans de Florence en l'an de l'Incarnation Ihesu Christ 1256 ans, quant ele du venir veir ses filles, si com ele fist. Et li fist cest liure, pour che Kil ne pooit aler auec li ; car elle ne vaut mis kil aissast les marchans d'outre les mons kil auoit eu cure, et le tenoit plus de lui ke d'un autre. Si li fist faire che liure por porter auec li et por garder (104). » C'est donc postérieurement à cette date de 1256 que Alebrand de Florence devint médecin de saint Louis. On ignore la date de sa mort.

Il est connu dans la littérature médicale par un traité

(103) Langlois, *Philippe le Hardi*, pp. 13 à 30.
(104) *Hist. Litt.*, XXI, 415.

d'hygiène intitulé « le Régime du Corps (105) ». Cet ouvrage manuscrit porte en suscription « Ci s'ensuit le liure nommé le Régime du Corps que fist jadis maistre Alebrandin, médecin du roy de France »; et il commence ainsi : « Dieu qui par sa grant puissance tout le monde estably, qui premièrement fist le ciel, après fist les 4 éléments. » C'est un traité tout à fait général divisé en quatre parties ; et il donne lui-même, au début de son livre, la division de son travail. « Or devons-nous parler de cette science, la physique, laquelle Dieu donna à l'homme pour garder son trésor, la santé, car elle a quatre parties si comme nous dirons. — L'une de ces parties, si est pour garder le corps, tout aussi bien le sain comme le malade generaument, si comme dist Constantinus. — Et l'autre peut estre de garder chacun membre par soy et pour ce aura en ceste œuvre deux principales parties, car de ces deux, entendons-nous principamment. — Et la tierce sera qui dira des simples choses qu'il convient à l'homme user. — La quarte y sera, laquelle est appelée physanomie par ou cognoist l'homme de regarder s'il est bon ou mauvais. — Et chacune partie aura chapitres si comme nous nommerons (106). » — Mais la lecture, pénible, de ce manuscrit n'offre qu'un médiocre intérêt. C'est, comme il est dit dans le prologue, un extrait de ce qui se trouve dans les traités médicaux du temps, et surtout dans les « Diætæ Universales et Particulares » d'Isaac (107).

Au retour de la septième croisade, Louis IX était tombé dans un état cachectique consécutif aux maladies infectieuses qui faillirent le faire mourir en Egypte. Il est à peine relevé d'une autre maladie faite à Pont-de-l'Arche en 1264, qu'il prend la résolution de partir

(105) Bibl. Nat., mss Français, n° 1288, 2021, 2022.
(106) Bibl. Nat., mss français, n° 2022.
(107) *Hist. Litt.*, XXI, 417.

pour une nouvelle expédition d'outre-mer. Le 16 mars 1270 il s'embarque pour la huitième croisade malgré un état de faiblesse tel qu'il ne peut même plus monter à cheval. « Grand péchié firent cil qui li loèrent l'alée, dit Joinville, à la grant faiblesce là où ses cors estoit, car il ne pooit souffrir ne le charier, ne le chevauchier ». L'armée des croisés, arrivée devant Tunis le 17 juillet est bientôt décimée par la dysenterie, les fièvres pernicieuses, le typhus des camps. Le 3 août, le roi est atteint lui aussi de la dysenterie accompagnée de fièvre, et après des alternatives de mieux et de dépressions, il succombe trois semaines plus tard, le 25 du même mois (108).

Les médecins et chirurgiens du roi mentionnés par les historiens du temps comme ayant fait partie de cette expédition sont : Dudes de Laon, un certain maître Martin, et Pierre de la Broce.

Pierre de la Broce n'a d'autre occupation au camp de Tunis que d'assurer sa fortune auprès de Philippe le Hardi (109).

Il est fait mention de Magister Martinus dans une lettre de Pierre de Condé à Mathieu de Vendôme, datée de Tunis le 21 août 1270, et dans laquelle il raconte tous les maux dont souffrent les croisés. Il cite différents noms de seigneurs qui ont succombé de la dysenterie, puis il ajoute : « *Super premissis autem et super aliis quæ prætermisi, per magistrum Martinum, domini regis phisicum, sicut et per multos alios qui Galliam revertuntur, si placet, vestra poterit habere Reverentia nocionem* (110). On ne possède aucun autre document sur ce physicien.

Guillaume de Chartres nous parle longuement des

(108) Brachet, *loc. cit.*, p. 400.
(109) Langlois, *loc. cit.*, p. 14.
(110) L. Delisle, *Litt. lat.*, p. 73, in Brachet, *loc. cit.*, p. 400.

« mestre Dud, chanoine de Paris et phisicien que Saint Loys guéri d'une fièvre agne et continue.» Il est l'objet du 38e miracle du saint Roi, et voici comment se produisit ce miracle. = « Les os du benoist saint Loys fussent ensevelis à Saint-Denys devant Penthecouste ; et nostre sires li rois Phelipes fus alé en jour ensivant a Saint-Germain-en-laie, et mestres Dudes fust alé auecques li, et cil mestre Dudes eust mengié au disner le jour de Penthecouste. Il se senti griement malade de fievre continue et ague, ja soit ce que feblece ne autres signes de maladie fussent en lui devant cele journée, qui démontrassent en lui tele manière de fievre. Et en jour de lundi prochain ensivant, il chevaucha a grant poine au matin jusques à Paris, et il se coucha en son lit à l'ostel le Roy, duquel il estoit clerc.... Il appela les phisiciens de Paris à son conseil et ses amis, qui trovèrent qu'il estoit en fièvre ague et continue, car ses urines estoient trop teintes et grosses et troubles... Et li diz mestre Dudes commença à penser au benoist roy saint Loys et à sa saintee et il dit à soimeesmes : Monseigneur le roi qui estes saint si comme leu crait et en tel estat que vos devez estre essaucié de Dieu, comme je vos aie servi, je vos souplie que vos me secourez..., et le sommeil le prist et il vit le benoist roy saint Loys qui li dist : Naies doute tu seras guéri de ceste maladie, mès tu as en ton cervel une humeur corrompue, envenimee et oscure, qui ne te laisse connoistre ton createur et cest la cause de ta maladie; mès je losterai. Et lors il prist le dist mestre Dudes à une main, et mist le chief du dit mestre Dudes el pli de son bras senestre, et li entailla le front au pouce de sa destre main, dès les cheveus jusques delez le nes, et mist dedenz ses deus doiz, cest a savoir le pouce et celui qui est après, et trest hors de son chief cele humeur a la quantité d'une noiz oscure et de coleur de plon et fumant; et dist a celui mestre Dudes : Tant comme tu eusses cet chose en ton chief, tu ne peusses avoir santé... Et quant li diz mestres Dudes fut esveillie de dormir desus dit, il se trova curé de la très grief doleur de son chief..., et tantost il dist a ceus qui la furent : je suis guéri... (111). »

Ce Dude ou Dudo de Laon, ainsi guéri par « saint Loys », fut aussi médecin de Philippe le Hardi, comme l'indique Guillaume de Chartres. Du Cange le place encore à la cour de Philippe le Bel (112). On ignore la date de sa mort.

Les médecins et chirurgiens de saint Louis n'eurent pas toujours assez à faire de s'occuper de la santé si précaire du roi. Le pieux monarque les obligeait encore à partager avec lui les mérites de sa charité. « Dans ses visites aux malades de l'Hôtel-Dieu de Paris, de Vernon, de Compiègne, de Royaumont, il se complaisait à soigner lui-même les malheureux, à panser leurs plaies, à leur peler des fruits et à leur mettre les morceaux dans la bouche, sans être dégoûté du pus qui sortait des plaies et coulait sur ses doigts. Et il était toujours accompagné de ses physiciens, myres et cyrurgiens, auxquels il ordonnait d'examiner les urines des infirmes, et de donner leur avis. »

Philippe III le Hardi

Le fils aîné de saint Louis fut comme son père une victime du paludisme. Devant Tunis, il souffre d'une grave attaque de fièvre quarte et de la dysenterie durant un mois. Il meurt en 1285, pendant la retraite d'Aragon, des fièvres qui enlevèrent la moitié de l'armée

(111) 38e Miracle de saint Louis : H. F. XX, 161.
(111) Du Cange, *loc. cit.*

française (113). Il conserva à sa cour les médecins et chirurgiens de son père, entre autres Dude de Laon et Jean de Betisy. Il n'y a plus lieu de mentionner Pierre de la Broce en qualité de chirurgien de ce prince.

Philippe IV le Bel

Philippe le Bel, à l'inverse de son père et de son aïeul, eut peu affaire avec ses médecins et chirurgiens. Il était actif, vigoureux et si robuste qu'il était capable de faire plier deux chevaliers en appuyant ses mains sur leurs épaules. Il ne fit aucune maladie avant celle à laquelle il succomba à Fontainebleau, en 1314.

Au roy, qui a Poissi malades
Estoit, furent viandes fades,
Et moult greva sa maladie...
. . . .
Si se vesti en un bliaut
Si volt à Fonteinnebliaut
Aler. Ses genz en la litière
Le mistrent, sans aler arrière...
La vint et si li agreva
Le mal qu' onques puis n'en leva...

(Chronique rimée de Geoffroi de Paris.)

Ses médecins, qui déclaraient que « ni le pouls, ni les urines ne présentaient un danger de mort », ne surent pas diagnostiquer sa maladie. « Philippe, roi de France, dit le continuateur de Nangis, fut atteint d'une longue maladie dont la cause estoit inconnue à ses médecins et qui fut non seulement pour eux, mais pour beaucoup d'autres, le sujet de grande stupeur et d'étonnement (114). »

---

(113) Brachet, *loc. cit.*, p. 405.
(114) Brachet, *loc. cit.*, p. 445.

Les principaux archiâtres de Philippe le Bel dont les noms nous ont été conservés sont : Ermengaud de Montpellier, Helliquinus de Soissons, Robert Fabre et Arnoul de Quinquempoit.

Ermengaud ou Ermengard ou Armengaud de Montpellier naquit dans cette ville même, mais on ignore en quelle année. Il étudia puis enseigna la Médecine dans cette faculté, et la grande réputation qu'il y acquit le fit appeler à la cour en 1286 (115). Il jouissait à son époque d'une telle célébrité qu'on disait de lui qu'il avait le talent de deviner le genre et même la durée de toutes les maladies, rien qu'à l'aspect du visage. « *Hoc tempore, Apollinaris scientiæ laudes claruit Ermengaudus Monspeliensis qui ex solo vultus intuitu, genus et tempus morborum, eorumque paroxismos divinaret, quare in illustrium virorum cœtum transcriptus est* (116). »

On attribue à Ermengaud une traduction d'arabe en latin, d'un traité du Médecin Moyse sur l'asthme, intitulé *Regimen de Asthmate*. Il a traduit, aussi en latin, les cantiques d'Avicenne et les commentaires d'Averroës (117).

Helliquinus de Soissons n'est connu que par une charte de Philippe le Bel, que l'on savait être renfermée dans le Livre Rouge, aujourd'hui détruit, de la chambre des comptes de Paris (118).

Robert Fabre semble avoir joui d'une certaine faveur auprès de Philippe le Bel, qui l'appelle *dilectus Magis-*

(115) Gariel, *Series præsulum Magalonensium et Monspeliensium*, p. 409.
(116) Gariel, *loc. cit.*, p. 446.
(117) Astruc, *loc. cit.*, p. 175.
(118) Du Cange, *loc. cit.* (Archiater).

ter Robertus Fabri, medicus noster. On ne sait à quelle date il devint archiâtre royal, mais en 1308 il songe déjà à terminer ses jours dans la retraite, et c'est pour s'y retirer qu'il fonde l'abbaye de Notre-Dame de Thorigny, au bénéfice de l'ordre de Citeaux. Non seulement le roi l'aida à exécuter son projet, mais il créa encore une rente perpétuelle de 100 livres pour doter la nouvelle fondation. *Notum facimus, quod dilectus magister Robertus Fabri clericus et medicus noster..... pro remedio et salute in monasterio suo N. D. de Thorigneyo, de bonis suis quamdam abbatiam seu monasterium Ordinis Cystiensis construere et fundare proposuerit... Nos medici nostri propositum commendantes ac cultum domini ampliare et attollere cupientes, volumus et concedimus quod idem clericus predictam abbatiam possit construere et fundare..... Quodque predictus medicus dictam abbatiam dotare possit..... centum libras parisienses annui et perpetui redditus concedimus. Actum Milliaci, mense Augusti, anno domini M. C. C. C. octavo* (119).

Robert Fabre est encore mentionné dans une autre charte de Philippe le Bel, de l'année 1309, au sujet d'un cert in Bernard de Buret, soldat, qui obtint du roi, grâce à lui, quelques privilèges en terres... « *ad preces dilecti magistri Roberti Fabri medici nostri, fundatoris Abbatiæ de Thoigniaco... Anno domini M. C. C. C. nono, mense decembri* (120).

Arnoul de Quinquempoit était à la cour de Philippe IV en 1310. En cette même année le monarque lui confirme par une charte le don d'une rente de 50 livres en reconnaissance de ses services. *Notum facimus universis tam præsentibus quam futuris, quod magis-*

(119) Arch. Nat. — Registre JJ. 44 des Chartes, n° 175.
(120) Id. id. 41 — n° 207.

ter Arnulphus de Quinquempoit medicus noster nobis a longis retroactis annis servitium impendit... Eidem magistro Arnulpho et ejus hæredibus et heredum heredibus ex recta linea descendentibus perpetuo concedimus quinquaginta libras annui redditus capiendas singulis annis in thesauro nostro. Quod ut firmum et stabile permaneat, apponitur sigillum. Actum et datum anno domini nostri millesimo trecentesimo decimo (121).

Cette charte nous indique que maître Arnoul, à la date de 1310, se trouvait déjà à la cour depuis de longues années. Il était encore en 1320 médecin de Philippe le Long, qui le dispense, ainsi que ses héritiers, du paiement des impôts pour une de ses terres. *Philippus dei gratia, Franciæ et Navarræ rex, Notum facimus, quod magister Arnulphus de Quinquempoit, Fisicus noster,... circa viginti libras redditus quas a Johanne de Condun tenet in feodum... nobilis tenere et possidere possit sine edidictione quacumque. Nos supplicationi præfati Fisici nostri concessimus.. ut ejus heredes ac successores nobiles teneant, habeant et possideant sine impedimento.... Actum Ambiani, Anno domini nostri, millesimo trecentesimo vicesimo, mense Julii* (122).

Mais les officiers de santé de Philippe le Bel qui ont laissé les noms les plus célèbres à la fin du XIIIe siècle et au commencement du XIVe sont deux chirurgiens : Jean Pitart et Henri de Mondeville.

La tradition, et une inscription gravée autrefois sur le fronton du collège de Saint-Côme nous représentent Jean Pitard comme ayant été premier chirurgien de

(121) Arch. Nat. — Registre JJ 45 des Chartes, n° 141.
(122) Arch. Nat. — Registre JJ 59 des Chartes, n° 451.

saint Louis (123). Plusieurs historiens de la médecine, et notamment Portal (124), Devaux (125), affirment qu'il occupait cette situation avant sa trentième année, qu'il accompagna Louis IX en Terre Sainte, qu'à son retour, devenu chirurgien du Châtelet, il organisa en France l'exercice de la chirurgie, qu'il mourut enfin en 1315 à l'âge de 77 ans. Plusieurs documents vont à l'encontre de ces affirmations. Ainsi le nom de Pitard se lit parmi les 1500 contribuables qui payèrent la taille à Paris en 1292 ; il fut taxé pour son compte à 20 sous parisis et demeurait à cette époque dans la rue Neuve-Notre-Dame (126). Comme les officiers domestiques de la maison du Roi de France étaient, ainsi que les membres de la noblesse et du clergé et les écoliers de l'Université, exempts de la taxe, on peut donc voir que Jean Pitart, qui figure dans cette contribution, n'était pas encore attaché à cette date à la cour de France. En outre, il était, encore en 1328, chirurgien de Charles IV le Bel, comme l'indique une charte de ce Prince, datée du mois de septembre de cette même année. Il s'agit d'une terre sise dans la région de Coutance et donnée en viager à Jean Pitard par Philippe le Long, laquelle terre fera retour après la mort du chirurgien, à Robert de Gartrin, gardien du sceau royal. *Notum facimus universis tam præsentibus quam futuris, quod Robertus de Gartrino, dilectus custos sigilli nostri, nos fecit supplicari ut nos terram ex forefactura Rogeri quondam Domini de Parisiensi, apud Picanville in Ballia Costanciæ sitam, quam ex dono carissimi germani nostri Philippi, quondam Franciæ et Navarræ*

(123) Dechambre, *Dict. Encyclop. des Sciences médicales.*

(124) Portal, *Histoire de la Chirurgie*, t. I, p. 199.

(125) Devaux, *Index funereus chirurgicorum Parisiensium*, p. 2.

(126) Géraud, *la Taille sous Philippe le Bel* (1292). — Documents inédits de l'Histoire de France, t. XLIII, p. 149.

regis, ad vitam suam tenet magister Johannes Pitardi dilectus cyrurgicus noster, eidem Roberto, post abitum dicti magistri Johannis Pitardi, vellemus concedere. Actum Parisiensi, mense septembris anno domini nostri 1328 (127).

Il semble donc prouvé que notre chirurgien n'était pas à la cour avant 1292, et il est impossible d'admettre qu'il accompagna saint Louis en Palestine.

Jean Pitard, que son élève Henri de Mondeville qualifie de *peritissimus et expertissimus in arte cyrurgiæ*, fut le fondateur du collège des chirurgiens, et régularisa l'exercice de la chirurgie. Cette fondation a soulevé de nombreuses discussions chez les historiens de la médecine, qui sont loin d'être d'accord sur les dates. « Par une vieille cabale, dit Pasquier, les cyrurgiens attribuent la première institution de leur collège à Saint-Louys, qui est un abus, car le plus ancien titre qu'ils aient de leur ordre est du Roy Philippe le Bel, du mois de novembre 1311, qui fut par luy fait en forme d'édit, par lequel narration préalable faite des abus qui se commettaient au fait de chirurgie, il dit tout d'une suite pour en extirper la racine (128). » Cette charte de 1311 porte en effet que personne ne pourra exercer à Paris l'art de la chirurgie, sans avoir été soigneusement examiné par les maîtres chirurgiens jurés du Châtelet. Elle nous apprend en même temps que les femmes étaient admises à cet examen. ......*Vullus cyrurgicus, nullave cyrurgica artem cyrurgiæ seu exercere presumat, seu se immiscere eidem publice vel occulte in quacumque juridictione, nisi per magistros cyrurgicos juratos morantes parisiensi, vocatos per dilectum magistrum Joannem Pitardi, cyrurgicum nostrum juratum castelleti nostri parisiensis tempore*

(127) Arch. Nat. — Registre JJ 65 des Chartes, nº 284.
(128) Pasquier, *loc. cit.*, p. 859.

suo, aut per cujus successores in officio. — Actum Parisiensi, mense Novembris, anno domini nostri 1311 (129). » Devaux affirme néanmoins que saint Louis est bien réellement le fondateur de la Société des chirurgiens de Paris, « car ceux-ci, dit-il, peuvent montrer un document qui prouve avec certitude que c'est bien le saint Roi qui leur a accordé leurs privilèges, et que c'est à juste titre qu'ils le considèrent comme leur patron. Ce document est une Bible manuscrite sur la première page de laquelle on peut lire : « Cette Bible avec riches acoutrements contient les faits dez cyrurgiens fondez par Monseigneur Saint Loys en la noble cité de Parbis pour la confrairie de Messeigneurs Saint-Côme et Saint-Damien » ; — et à la ligne commence le texte « cy commenchent l'histoire dy cyrurgiens (130) ». Quoi qu'il en soit, il est bien certain que les chirurgiens, avant Philippe le Bel, s'étaient déjà groupés pour défendre leurs intérêts, et en obtenant la charte de 1311, Jean Pitard n'a fait que confirmer légalement une organisation antérieure. C'est ce que reconnaît Pasquier lui-même lorsqu'il ajoute : « Et néantmoins encores que je n'attribue l'institution de cette compaignie à ce sainct Roy, si est-ce que nous devons la reconnaître d'une bien longue ancienneté et non grandement éloignée de son règne. Car premièrement il ne faut révoquer en doute que sous Philippe le Bel, elle estoit desjà en essence. D'autant que par leurs anciens archifs, ils trouvent et sont d'accord que Pitard avoit mis la première main au bastiment de leurs statuts, dès l'an mil deux cent septante huit (131). » Jean Pitard fut aidé dans son œuvre par Lanfranc de Milan. Ce chirurgien célèbre, que les querelles des Guelfes et des

(129) Arch. Nat. — Registre JJ 46 des Chartes, n° 26.
(130) Devaux, *loc. cit.*, Préface.
(131) *Hist. Litt.*, XVI, 99.

Gibelins contraignirent à se réfugier en France, écrivit à Paris des ouvrages de chirurgie ; il se plaignait de l'ignorance grossière des chirurgiens de cette ville. Il dut donc être heureux de collaborer à l'utile réforme qui transforma à Paris la pratique chirurgicale. « Elle empescha les abus qui s'y commettaient par la diversité des opinions de ceux qui l'exerçaient, puisque personne ne fut admis dans ce corps, qu'il ne voulût s'assujettir tant pour la théorie que pour la pratique, aux maximes reçeuës dans cette espèce d'école (132). »

Le nom de Pitard pouvait encore se lire au commencement du XVIIe siècle dans la cour d'une maison située rue de la Licorne et qu'avait habitée le chirurgien royal. Il y avait fait creuser un puits et autorisa le public, sans doute à cause de l'insalubrité des eaux de la Seine, à y venir puiser de l'eau. En gage de reconnaissance, on écrivit sur la margelle de ce puits les quatre vers suivants :

Jehan Pitard en ce repaire,
Cyrurgien du roy fist faire
Ce puits en mille trois cens dix
Dont Dieu lui doint son paradis (133).

Jean Pitard n'a laissé aucun ouvrage de chirurgie, mais son nom se trouve mentionné dans un manuscrit de 1545, intitulé « le Trésor de Chirurgie ». Il est plusieurs fois cité à l'occasion de recettes d'emplâtres, d'onguents et de toiles pharmaceutiques qu'il avait inventés. On peut y lire en divers endroits ces passages soulignés en rouge : « C'est l'extrait maistre Jehan Pitart... ; — l'Emplastre qui s'ensuit est appelée l'emplastre maistre Jehan Pitart : feuilles de mauves cuites

(132) Michel Félibien, *Hist. de Paris*, t. I, p. 438.
(133) Portal, *loc. cit.*, p. 201.

dans vin blanc, contre les abcès... ; C'est l'histoire de maistre Jehan Pitart, onguent blanc le Roy contre toutes blèceures ès bras et jambes et en autres lieux, et en ot la recepts du roy de France. » Et ce manuscrit se termine ainsi : « Monseigneur de Valois, comte de Chartres, d'Alençon et d'Anjou, fit faire cest livre qui est bon et proufitable pour guarir toutes plays vieilles et nouvelles (134). »

Le célèbre chirurgien de Philippe le Bel demeura encore attaché à la cour sous les règnes de Louis X, Philippe V et Charles IV. Il ne mourut qu'après l'année 1328, et à un âge très avancé. Il fit école en matière de chirurgie, et le plus renommé de ses élèves a été Henri de Mondeville.

Henri de Mondeville a laissé un nom assez célèbre pour que Médecins et Chirurgiens se disputent l'honneur de le revendiquer comme un des leurs. Les médecins veulent qu'il ait été le premier médecin de Philippe le Bel, les chirurgiens disent qu'il fut son premier chirurgien, et Du Cange déclare que c'est injustement que les chirurgiens le placent dans leur corporation (135). Il est bien certain cependant que Henri de Mondeville fut chirurgien et non médecin. Il fut disciple de Pitard, qui était chirurgien, et dans ses œuvres, il fait plusieurs fois mention de son illustre maître. En outre, dans les divers manuscrits de ses ouvrages, il est clairement désigné en rubrique sous le titre de chirurgien. *Incipit cyrurgia Magistri Henrici de Amondavilla. Ego, Henricus de Amondavilla, illustrissimo domini regis cyrurgicus...* (136). Et dans un autre manuscrit français on peut lire : « Le prohème de cette cyrurgie au nom de Monseigneur Philippe par

(134) Bibl. Nat. — Ms. français, nº 7919.
(135) Du Cange, *loc. cit.*, art. Archiater.
(136) Bibl. Nat., Ms Latin, nº 7139.

la grâce de Dieu des François Roy. Est la practique de cyrurgie de Maître de Mondeville son cyrurgien » (137).

Il voyagea d'abord en Italie, en visita les villes célèbres, puis vint étudier la Médecine à Montpellier, et la chirurgie à Paris sous Jean Pitard. Il enseigna aussi par la suite dans ces deux universités et attira toujours à ses cours une foule d'élèves, gens du monde et étrangers (138). A Paris, il fut professeur d'Anatomie, et comme à cette époque l'Eglise interdisait de disséquer les cadavres, il enseignait à ses élèves la structure des diverses régions du corps, sur treize planches où elles étaient représentées. C'est Guy de Chauliac, l'un de ses élèves, qui nous l'apprend dans la préface de son traité de chirurgie (139).

L'entrée de Henri de Mondeville à la cour de Philippe le Bel est antérieure à l'année 1301. On le voit, en effet, à cette époque, accompagner le roi dans le voyage qu'il fit, cette même année, dans la Flandre Wallonne avec la reine Jeanne de Navarre, ses enfants et toute la cour, pour visiter cette province nouvellement annexée au domaine royal. C'est ce qu'indiquent des tablettes de cire sur lesquelles étaient inscrits des comptes de la maison royale, et où le nom de notre chirurgien figure parmi les commensaux de la couronne. Il y est cité trois fois avec cette rubrique : *Magister Henricus de Amondavilla pro duodecies XX et XIV diebus, cum liberis regis, et in Curiâ et novem diebus extra, usque ad vadia XLI libræ. II solidi, III denarii, habuit per Johannem Britonum* (140). En 1304, il accompagnait de nouveau Philippe le Bel en Flandre, et il fut témoin

(137) Bibl. Nat., Ms français, n° 2030.
(138) Astruc, *loc. cit.*, p. 205.
(139) Riolan, *loc. cit.*, p. 196
(140) Chéreau, *Henri de Mondeville. Mém. Soc. Ant. de Normandie*, V, 1863-1865, p. 5.

de la bataille de Mons en Peuèle. Il sera aussi attaché, par la suite, à la personne de Charles de Valois, frère du Roi, dans les diverses campagnes de ce prince contre les Flamands.

Il est bien certain qu'en 1311, alors qu'il partageait avec Jean Pitard la direction du service chirurgical de la maison royale, il ne fut pas étranger à la fondation du collège des chirurgiens. Rien n'indique s'il était lui aussi chirurgien juré du Châtelet, et, dans ce que nous avons de ses œuvres, il ne fait aucune allusion à cette organisation des chirurgiens de Paris ; mais le soin qu'il met à rappeler la position honorable et respectée des chirurgiens sous les empereurs romains, le rôle des anciens archiâtres qui étaient chargés d'examiner les autres membres de la profession, le zèle qu'il dépensa lui-même pour faire rassembler par un jurisconsulte de ses amis ces anciennes lois romaines au nombre de vingt-six, tout porte à croire qu'il usa de son influence auprès du roi de France et de Charles de Valois, pour participer à l'entreprise de ses maîtres et amis Pitard et Lanfranc de Milan (141).

Ce fut peu de temps après son retour de Flandre à Paris, en 1306, qu'il mit à exécution le projet qu'il avait conçu depuis longtemps d'écrire et de lire à ses nombreux élèves un traité complet de chirurgie. *Propono breviter conscribere et ostendere publice sensibiliter et in scholis, totam operationem cyrurgiæ manualem*, dit-il dans sa Préface (142). Il s'était décidé à hâter la rédaction de ce traité, sur les instances de Lanfranc, dont il avait été l'élève (143), et surtout de Bernard de Gordon, professeur à Montpellier et auteur du *Lilium Medicinæ*. *Et ad petitionem et præceptum scientifici viri*

(141) Chéreau, *loc. cit.*, p. 6.
(142) Bibl. Nat., Ms latin, nº 7139.
(143) Devaux, *loc. cit.*, p. 6.

magistri Bernardi de Gordono, in præclarissimo studio, Montispessulani summi professoris in scientia medicinæ. Il avait lu et médité tous les livres des plus célèbres chirurgiens de son temps, de Théodoric, Guillaume de Salicet, Lanfranc, Arnaud de Villeneuve, Bernard de Gordon, Thadée de Florence. Hippocrate, Galien lui avaient livré toute la science antique, il connaissait à fond les meilleurs écrivains Arabes, enfin, ses voyages en Italie l'avaient mis en contact avec des maîtres renommés dans le monde entier (144).

Cet ouvrage de Henri de Mondeville nous a été conservé, mais par fragments, dans plusieurs manuscrits latins et français des Bibliothèques : Nationale, de la Sorbonne, de Saint-Germain. Dans l'un des manuscrits français (145), on voit à la première page une aquarelle sur laquelle notre chirurgien se trouve représenté en robe rouge et bonnet noir, et assis devant un grand registre posé sur un pupitre ; il enseigne à trois ou quatre élèves qui semblent l'écouter attentivement.

Il nous indique lui-même la date à laquelle il commença son travail. « Est la practique de cyrurgie de Maître Henri de Mondeville, cyrurgien de Monseigneur Philippe, par la grâce de Dieu des François Roy... colorée en l'an 1306 (146). » — « Je crois mon travail d'autant plus opportun, ajoute-t-il, que je ne vois de nos jours aucun de nos chirurgiens disposé à l'étude ; presque tous sont dépourvus de littérature, ou s'il en est quelques-uns de lettrés, ceux-là n'aspirent qu'au lucre et ne sacrifieraient pas cinq sous de leurs bénéfices annuels pour composer au profit commun quelque ouvrage vraiment utile (147). » — Il avait divisé son livre

(144) Chéreau, *loc. cit.*, p. 7.
(145) Bibl. Nat. — Ms français, nº 2030.
(146) Bibl. Nat. — Ms français, nº 2030.
(147) Chéreau, *loc. cit.*, p. 8.

en cinq parties, et il devait traiter : 1° De l'anatomie. — 2° Des plaies, des contusions, des ulcères. — 3° Des maladies qui ne sont ni plaies, ni ulcères, ni lésions des os, et pour le traitement desquelles on a recours au chirurgien. — 4° Des fractures et des luxations. — 5° De l'Antidotaire. Ce plan ne fut pas entièrement exécuté, mais ce traité de chirurgie n'en eut pas moins au début du XIVe siècle une grande vogue, et Guy de Chauliac dit lui-même plus tard y avoir emprunté plusieurs passages pour écrire un nouveau traité plus complet de Pathologie Chirurgicale (148).

Henri de Mondeville n'acheva que les trois premiers livres de cet ouvrage, car il fut souvent distrait de son travail par ses nombreuses occupations à la cour et au dehors. Il nous apprend lui-même qu'il n'avait aucune fortune et qu'il fut obligé de s'astreindre à un labeur continu pour subvenir aux besoins de sa famille. « Il me fallait préparer mon enseignement, et pour gagner ma vie, je devais courir ici et là, à la grâce de Dieu, car ayant peu de fortune, c'était par le propre travail de mes mains que je subvenais à tout le nécessaire, pour moi et pour toute ma famille (149). » En 1312, il lisait à Paris ses deux premiers livres quand il reçut l'ordre de suivre vers la Flandre l'armée commandée par Charles de Valois. Transporté à Arras, il fut arraché pour quelque temps à ses études. *Unde doleo ultra modum, multum enim tempus inutiliter consumpsi.* Mais surtout ce qui l'empêcha d'achever son ouvrage, ce furent les progrès lents et irrémédiables du mal qui le consumait. Il dit lui-même qu'il était phtisique, *asmaticus, tussiculosus, ptisicus et consumptus* (150).

(148) Hazon, *loc. cit.*, p. 14.
(149) Chéreau, *loc. cit.*, p. 7.
(150) Chéreau, *loc. cit.*, p. 9.

On ignore l'époque précise de sa mort, mais il faut la placer entre 1316 et 1322; car il dit avoir coopéré à l'embaumement de deux rois de France, et ces deux rois ne peuvent être que Philippe le Bel et Louis X le Hutin (151).

Bibliographie.

Manuscrits.

Obizon : *Jean de Toulouse, Annales de l'Eglise abbatiale de Saint-Victor*. Bibl. Nat. ; Lat., 14679, in-fol.

Gilles de Corbeil : Bibl. Nat. ; Lat. 6882 A ; 6988 ; 8093.

Alebrand de Florence : Bibl. Nat. ; Français, 1288 ; 2022.

Jean Pitart : *Trésor de Chirurgie*. — Bibl. Nat. ; Français, 7919.

Henri de Mondeville : Bibl. Nat.; Lat., 7130 ; 7139 ; — Français : 2030.

Archives.

Pierre de Soissons : Arch. Nat., J 229, pièce 10.

Arnoul de Quinquempoit : Lettre de Philippe le Bel. An 1310. JJ Registre 45 des Chartes, ch. 141 ; — Lettre de Philippe V. An 1320. JJ Registre 59 des Chartes, ch. 451,

Robert Fabre : Charte de Philippe le Bel de 1308 ; JJ Registre 44 des Chartes, ch. 175 ; — Lettres du même ; JJ Registre 41 des Chartes, ch. 207.

Jean Pitart : Chartes de Philippe le Bel. JJ 65, n° 284, fol. 200 ; — JJ 46, n° 26, fol. 20.

Imprimés.

Astruc : *Mémoires de la faculté de Montpellier*. Paris, 1767, in-4°.

---

(151) Chéreau, *loc. cit.*, p. 9.

ANTONIUS SENONENSIS : *Chronicon fratrum prædicatorum.* Paris, 1585, in-8°.

BERNIER : *Histoire Chronologique de la Médecine.* Paris, 1717.

BRACHET : *Pathologie mentale des Rois de France.* Paris, 1903.

BROCARD : Inventaire des Reliques et autres curiosités de la cathédrale de Langres, dressé le 30 août 1768. *Bull. Soc. Hist. et Archéol. de Langres.* 1872-79, I.

CHÉREAU : Les Médecins des Rois avant saint Louis. — *Union Médicale.* 1863, XVIII ; — Les Médecins de saint Louis. *Union Médicale,* 1862, XIV ; — Henri de Mondeville. *Mém. Soc. Antiq. de Normandie,* V, 1863-65.

CHEVALLIER : *Répertoire des Sources Historiques du Moyen-Age.*

CHOMEL : *Essai Historique de la Médecine en France.* Paris, 1762.

CLERVAL : *Les Ecoles de Chartres au Moyen-Age.* — Chartres, 1895.

DEVAUX : *Index funereus Chirurgicorum Parisiensium.* Trèves, 1714.

DENIFLE ET CHATELAIN : *Cartulaire de l'Université de Paris.* Paris, 1901.

Dictionnaire Encyclopédique des Sciences Médicales. — (Dechambre).

Documents inédits de l'Histoire de France.

DU BOULAY : *Histoire de l'Université de Paris.* Paris, 1665-73.

DU CANGE : *Glossarium Mediæ et infimæ latinitatis.*

ECHARD et QUÉTIF : *Scriptores ordinis Prædicatorum.*

ELOY : *Dictionnaire historique de la Medecine.* — Liège et Francfort, 1755.

FÉLIBIEN : *Histoire de Paris.*

FRANKLIN : *La Vie privée d'autrefois.* — *Les Médecins.* Paris, 1892.

HAZON : *Notice des hommes les plus célèbres de la Faculté de Médecine de Paris depuis 1110 jusqu'en 1750.* Paris, 1778.

HÉMERÉ : *Augusta Viromanduorum vindicata et illustrata.* Paris, 1643.

Histoire Littéraire de la France.

GARIEL : *Series præsulum Magalonensium et Monspeliensium.* Toulouse, 1562.

GUÉRARD : *Cartulaire de Notre-Dame de Paris.* (Doc. Inéd. de l'Hist. de France).

GUYOT : *Traité des droits, fonctions, franchises, exemptions, prérogatives et privilèges, annexés à chaque dignité, à chaque office et à chaque état, soit civil, soit militaire, soit ecclésiastique.* Paris, 1786.

LANGLOIS : *Règne de Philippe III le Hardi.*

LECLERC : *Histoire de la Médecine.* Genève, 1696.

LÉPINOIS et MERLET : *Cartulaire de Notre-Dame de Chartres.* Chartres, 1862-65.

LUCHAIRE : *Règne de Louis le Gros ; — L'Université de Paris sous Philippe-Auguste.*

MOLINIER et LONGNON : *Obituaires de la Province de Sens.* Paris, 1901.

NAUDÉ : *De Antiquitate Scholæ Medicinæ Parisiensis.* Paris, 1628.

PASQUIER : *Recherches de la France.* Amsterdam, 1723.

PAULY : *Bibliographie générale de l'histoire des Sciences Médicales.*

PÉRILHES : *Histoire de la Chirurgie.* Paris, 1780.

PORTAL : *Histoire de la Chirurgie et de l'Anatomie.* Paris, 1770.

QUESNAY : *Recherches critiques et historiques sur les divers Etats et les progrès de la chirurgie en France.* Paris, 1744.

Recueil des historiens de la France et des Gaules (Dom Bouquet).

RIOLAN : *Curieuses recherches sur les facultés de Médecine de Paris et de Montpellier.* Paris, 1651.

Société de l'Histoire de France (Ouvrages publiés par la).

TOURET : *Vies des hommes illustres de Saint-Dominique.* Paris, 1753.

VERDIER : *Jurisprudence médicale.* Alençon et Paris, 1763.

VIEILLARD : *Les Médecins Urologues au Moyen-Age. Gilles de Corbeil.* Paris, 1903.

Poitiers. — Imp. BLAIS et ROY, 7, rue Victor-Hugo, 7.

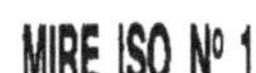
MIRE ISO N° 1

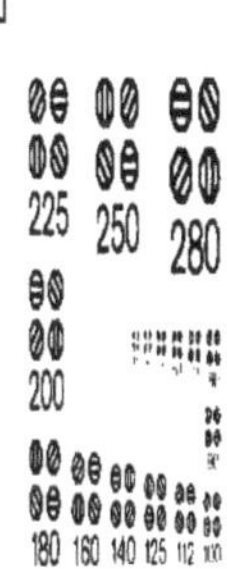
225
250
280
200
180 160 140 125 112 100

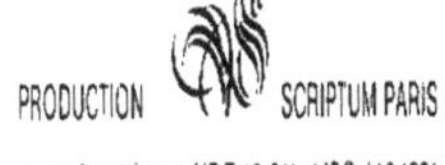
PRODUCTION
SCRIPTUM PARIS

www.ingramcontent.com/pod-product-compliance
Ingram Content Group UK Ltd.
Pitfield, Milton Keynes, MK11 3LW, UK
UKHW021655260726
13994UKWH00003B/1463

9 782329 331805